Pl. 1.

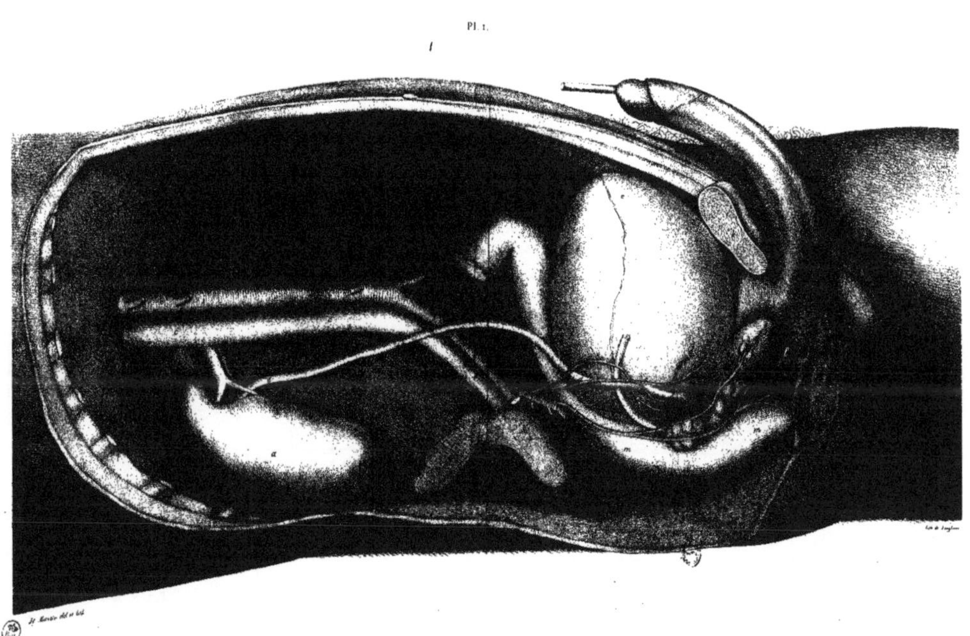

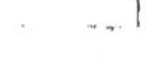

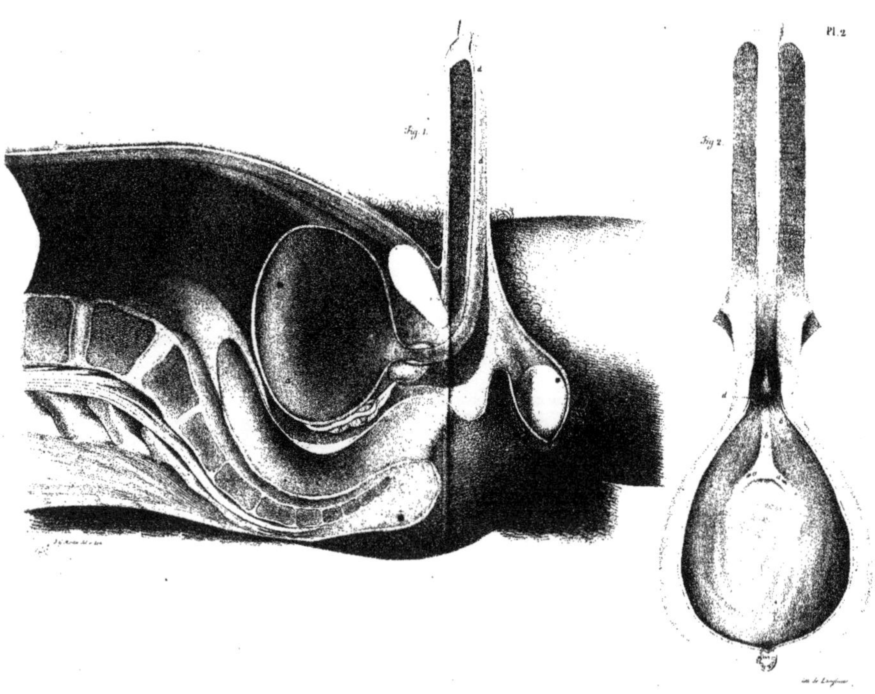
Pl. 2
Fig. 1.
Fig. 2.

Pl. 3

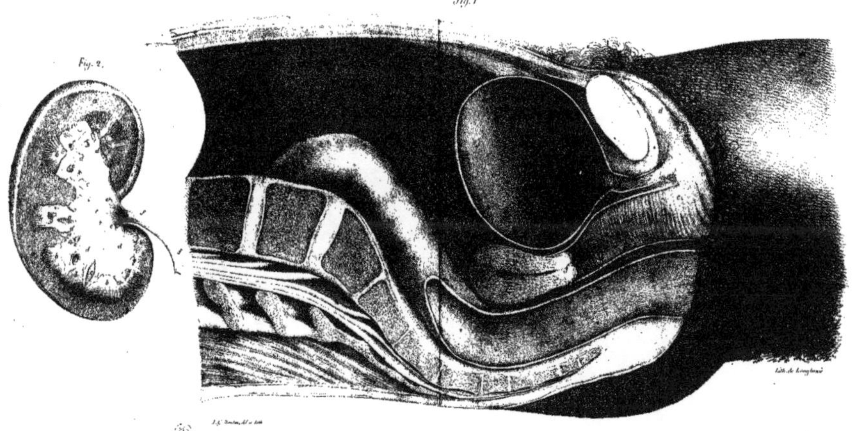

Pl. IV

Fig. 1.
Fig. 2.
Fig. 3
Fig. 4.
Fig. 5
Fig. 6
Fig. 7.
Fig. 8.
Fig. 9.
Fig. 10.
Fig. 11
Fig. 12
Fig. 13.
Fig. 14
Fig. 15.
Fig. 16.
Fig. 17
Fig. 18.
Fig. 19.
Fig. 20.
Fig. 21
Fig. 22
Fig. 23
Fig. 24
Fig. 25
Fig. 26.
Fig. 27
Fig. 28.
Fig. 31.

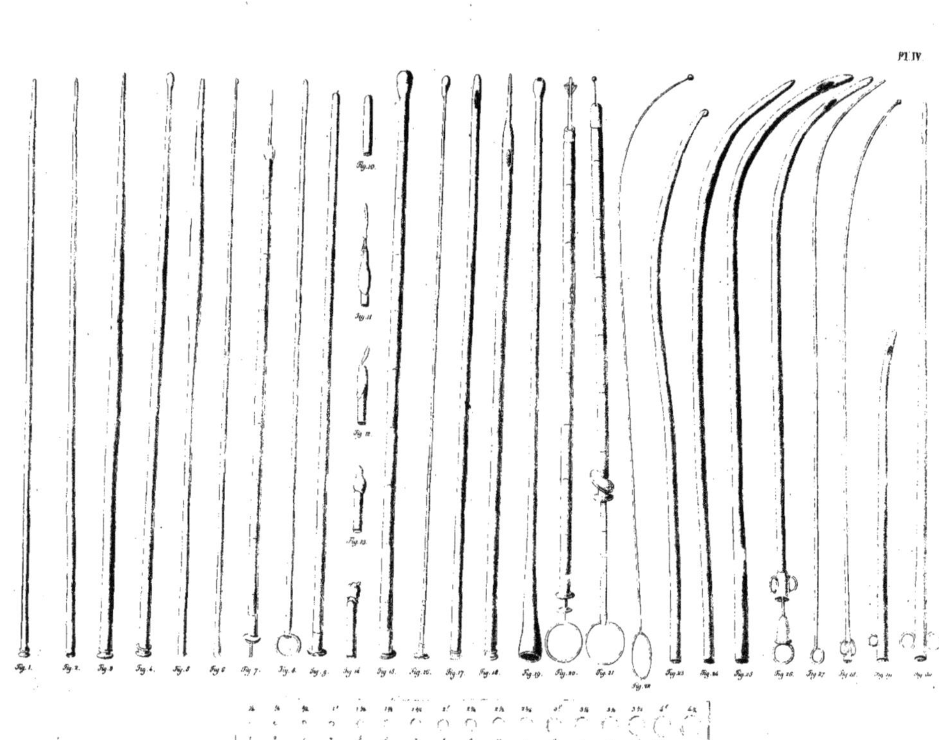

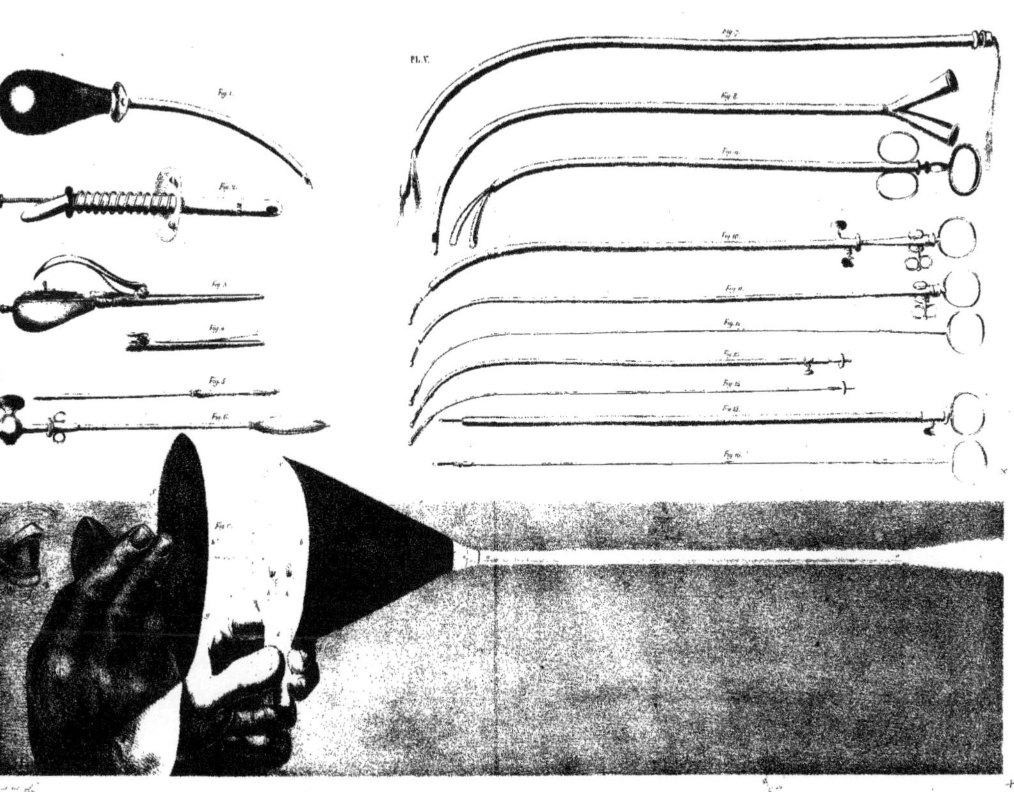

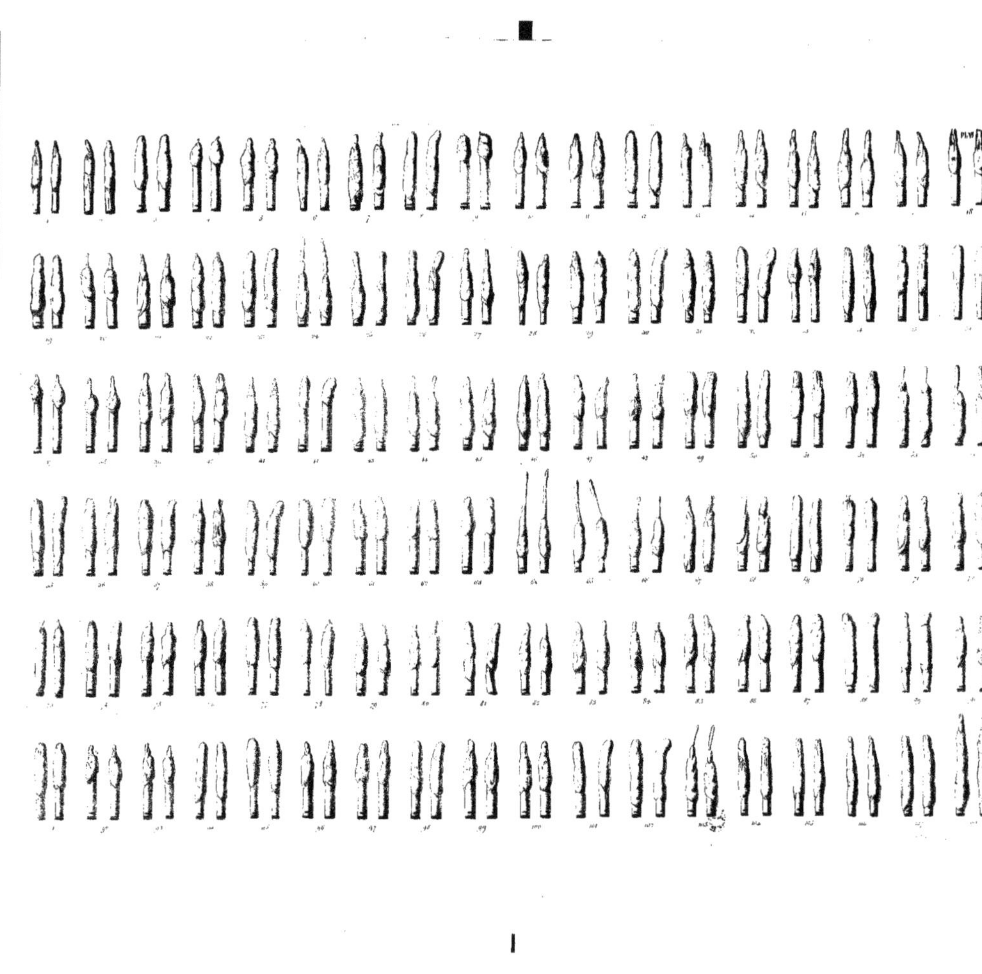

Pl. VII.

109 110 111 112 113 114 115 116 117 118 119 120 121 122 123 124 125 126

127 128 129 130 131 132 133 134 135 136 137 138 139 140 141 142 143 144

145 146 147 148 149 150 151 152 153 154 155 156 157 158 159 160 161 162

163 164 165 166 167 168 169 170 171 172 173 174 175 176 177 178 179 180

181 182 183 184 185 186 187 188 189 190 191 192 193 194 195 196 197 198

199 200 201 202 203 204 205 206 207 208 209 210 211 212 213 214 215 216

[illegible] del.

Lith. de Langlumé.

Pl. VIII.

217 218 219 220 221 222 223 224 225 226 227 228 229 230 231 232 233 234

235 236 237 238 239 240 241 242 243 244 245 246 247 248 249 250 251 252

253 254 255 256 257 258 259 260 261 262 263 264 265 266 267 268 269 270

271 272 273 274 275 276 277 278 279 280 281 282 283 284 285 286 287 288

289 290 291 292 293 294 295 296 297 298 299 300 301 302 303 304 305 306

307 308 309 310 311 312 313 314 315 316 317 318 319 320 321 322 323 324

[illegible] del.

Lith. de Langlumé.

Pl. IX

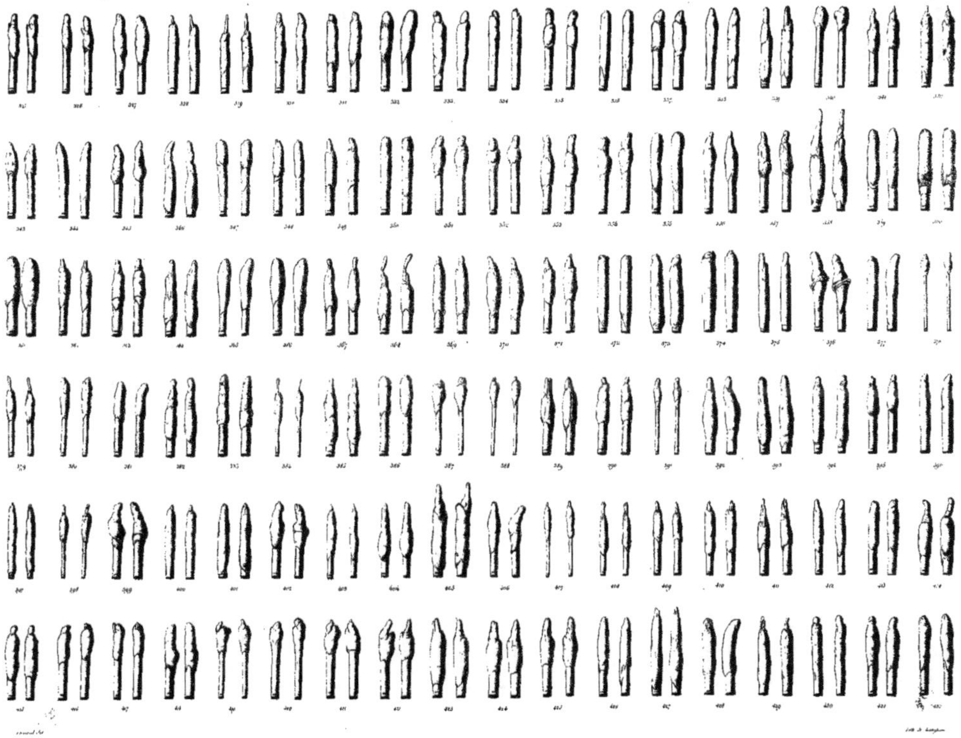

433 434 435 436 437 438 439 440 441 442 443 444 445 446 447 448 449 450

451 452 453 454 455 456 457 458 459 460 461 462 463 464 465 466 467 468

469 470 471 472 473 474 475 476 477 478 479 480 481 482 483 484 485 486

487 488 489 490 491 492 493 494 495 496 497 498 499 500 501 502 503 504

505 506 507 508 509 510 511 512 513 514 515 516 517 518 519 520 521 522

523 524 525 526 527 528 529 530 531 532 533 534 535 536 537 538 539

[illegible] [illegible]

www.ingramcontent.com/pod-product-compliance
Ingram Content Group UK Ltd.
Pitfield, Milton Keynes, MK11 3LW, UK
UKHW021039260726
13994UKWH00005B/2243

9 782329 339702